COMMENT ÉLIMINER L'ACNÉ POUR TOUJOURS

BOUTONS DE COMBAT SUR LE VISAGE CHEZ LES FEMMES ET LES HOMMES, TRAITEMENT JUVÉNILE DÉFINITIF

REMÈDES MAISON POUR PRÉVENIR L'ACNÉ ET LES POINTS NOIRS

Jessy M. Brown

Table des matières

Introduction

Vous avez vu d'innombrables infopublicités du soir qui promettent de guérir immédiatement vos problèmes d'acné... avant et après des photos montrant des résultats choquants de ceux qui ont fait un acte de foi et remis leur numéro de carte de crédit pour une autre tentative d'éliminer l'acné de leur vie pour toujours.....

Le problème, c'est que vous avez essayé tous ces remèdes, "cures" instantanées, solutions, traitements et crèmes. Vous avez traversé la sonnerie dépensant une petite fortune sur les seuls médicaments contre l'acné pour vous retrouver confus et frustré à savoir pourquoi vous n'avez pas été en mesure de connaître les mêmes résultats que tout le monde prétend avoir.

Comme quelqu'un qui a souffert d'acné sévère depuis de nombreuses années, je suis heureux de vous informer que votre constante souffrance de l'acné est sur le point de prendre fin, pour toujours.

Après des années d'essais et d'erreurs, d'essais, de dépenses de milliers de dollars en traitements et de rapports avec des experts en santé et des dermatologues expérimentés, j'ai finalement conquis mon démon acnéique.

Bien qu'il ait fallu de nombreuses années avant que je découvre que la plupart des traitements et des solutions hautement promus pour ceux d'entre nous qui souffrent d'acné peuvent intensifier notre acné et causer des poussées excessives, il m'a fallu encore plus de temps avant d'atteindre le point dans ma vie où l'acné était une chose du passé.

Si j'avais été au courant des stratégies que vous êtes sur le point de découvrir, je me serais épargnée des années de douleur et d'anxiété.

Le lycée aurait pu être une bombe et j'aurais eu le courage d'inviter cette fille au bal. À l'université, je me suis peut-être joint à l'équipe de football, et à 20 ans, les entrevues d'emploi et les photos de profil ont peut-être été beaucoup plus faciles à gérer.

L'acné a presque détruit ma vie, et après tant d'années d'être un cobaye pharmaceutique, et après avoir dépensé plus d'argent que je me soucie d'admettre sur des solutions et des traitements pour finir exactement où j'ai commencé, j'ai décidé de détruire les murs du secret et écraser les mensonges et les mythes qui peste et persécuter quiconque qui traite l'acné.

J'ai passé des mois à compiler toute ma stratégie dans cet ebook, pour que des gens comme vous, qui souffrent inutilement, puissent commencer à améliorer leur qualité de vie en mettant un terme définitif à leur cauchemar acnéique.

Et c'est exactement ce que c'est, n'est-ce pas ? Un cauchemar.

L'acné a un impact incroyable sur notre esprit et notre corps. Non seulement c'est un problème cosmétique, mais l'acné est souvent responsable de nuits blanches, de douleurs incroyables et de perte de confiance et d'estime de soi.

Même le plus grand papillon social finira par se cacher sous le pouvoir de l'acné dans le fond de la pièce, évitant d'être photographié, craignant constamment d'être remarqué.

Tout se termine aujourd'hui. Tandis que ces traitements et remèdes à la maison prennent un certain temps pour fonctionner, si vous prenez l'action et suivez l'information contenue dans ce livre, vous pourrez commander et **finalement éliminer l'acné de votre vie, pour toujours**.

Alors, prenez un verre, éteignez la télévision et préparez-vous à une aventure révélatrice dans les différentes méthodes pour reprendre le contrôle de votre vie et vaincre votre acné, une fois pour toutes.

Commençons tout de suite !

La vérité sur l'acné

Il y a tellement d'idées fausses sur les causes exactes de l'acné et sur les raisons pour lesquelles certaines personnes en souffrent, alors que d'autres vivent une vie sans taches, n'ayant jamais à vivre la douleur d'une acné excessive.

Ces mythes et ces notions ridicules s'accompagnent d'une autre série de problèmes. Les gens qui souffrent de l'acné sont tellement désespérés pour se débarrasser de lui qu'ils essaient toutes sortes d'approches différentes, de modifier leur régime alimentaire, à l'excès de bronzage en croyant qu'il va réduire l'acné de façon permanente.

Ces méthodes peuvent finir par être préjudiciables à vos tentatives de contrôler votre acné, et dans de nombreux cas peuvent intensifier votre acné et l'aggraver. Dans certains cas, ces "remèdes curatifs instantanés" peuvent finir par causer des cicatrices permanentes.

Qu'est-ce que l'acné ?

Pour commencer, peu importe ce que vous avez entendu, l'acné n'est pas une menace à la vie et personne n'est jamais mort de l'acné elle-même. En termes cliniques, l'acné est décrite comme étant causée par un déséquilibre hormonal, appelé cliniquement " inflammation chronique " ou " inflammation systémique ".

Avec l'inflammation chronique, le principal coupable est une mauvaise digestion, accompagnée d'une mauvaise alimentation.

Une autre cause principale de l'acné est

11

quand les pores de votre corps deviennent obstrués, typiquement votre visage, cou, haut du corps, dos et même poitrine.

Quand il s'agit de différents types d'acné, il existe cinq catégories individuelles basées sur la gravité et les dommages cutanés causés par l'acné, y compris :

- **Comédons**
- **Papule**
- **Nodule pustuleux**
- **Kyste**

Les symptômes de l'acné, comme les points noirs et les points blancs, appartiennent à la catégorie des comédons, et les kystes sont classés comme appartenant à la catégorie des nodules.

Un autre mot pour l'acné est "Acné Vulgaris", une forme d'acné, qui se produit généralement pendant la puberté.

Elle touche principalement le dos, le visage et la poitrine. L'acné vulgaire touche aussi bien les garçons que les adolescentes. Près de 30 à 40 % des adolescents de 18 à 19 ans sont touchés. Les filles sont généralement touchées entre 16 et 18 ans.

C'est ainsi que l'acné est caractérisée par certains groupes qui peuvent déterminer la gravité de votre acné :

Les points noirs

Vous souffrirez de points noirs lorsque vos pores sont partiellement obstrués, permettant à certaines bactéries, cellules mortes de la peau et au sébum de s'échapper et de s'écouler à la surface de votre peau.

La couleur foncée qui vient avec des points noirs n'est pas la saleté, ainsi se laver constamment votre visage n'empêchera pas des points noirs d'apparaître. Les points noirs sont plus fermes et prennent souvent de quelques jours à une semaine pour disparaître.

Têtes blanches

Vous verrez que des têtes blanches apparaissent lorsqu'un pore est complètement obstrué, à l'opposé d'une tête noire.

Avec des têtes blanches, elles ont tendance à ne durer que peu de temps et sont le résultat du sébum, des bactéries et des cellules mortes de la peau qui sont piégées sous la surface de la peau.

Papules :

 sont des bosses rouges, douloureuses, enflées et qui ne contiennent pas de tête.

Pustules

Une pustula est ce que nous appelons communément un "grain". Ils sont très semblables à une tête blanche mais sont toujours enflammés et contiennent un centre blanc ou jaune.

Nodules : Les nodules

Il s'agit de taches plus grandes qui peuvent durer des mois et qui sont difficiles à traiter en raison de la douleur qu'elles peuvent causer. Les nodules sont des grumeaux durcis sous la surface de la

peau, avec des nodules, la cicatrisation
est assez fréquente.

Si vous pensez avoir des nodules, s'il
vous plaît ne pas les serrer, car cela peut
causer des traumatismes graves à votre
peau, la propagation des nodules, et une
vie prolongée.

N'essayez pas de traiter les nodules par
vous-même, mais prenez plutôt rendez-
vous avec votre dermatologue pour
obtenir de l'aide, car les nodules sont très
difficiles à contrôler avec des
médicaments en vente libre ou des
remèdes maison.

Kystes

Comme un nodule, les kystes peuvent
être gros et durs ; en fait, certains kystes

ressemblent à des boules rondes dans la peau.

Ils sont aussi très douloureux et remplis de liquide. **Ne pressez pas ou n'essayez pas de briser un kyste**, car il peut pousser les bactéries et l'infection plus profondément dans votre peau.

En dehors des formes communes d'acné que beaucoup d'entre nous ont connu de temps en temps au cours de notre vie, il existe quatre types d'acné qui sont considérés comme plus graves et devraient être traités par un médecin.

Acné Conglobata

C'est la forme la plus sévère d'acné, généralement caractérisée par l'apparition de nombreux nodules, souvent reliés, interconnectés et contenant un grand nombre de points noirs. Parce que ces lésions peuvent devenir ulcérées, elles peuvent causer un défigurement et de graves cicatrices à la surface de la peau.

La Conglobata se trouve habituellement sur le visage, le dos, la poitrine, le haut des bras et les cuisses.

L'acné conglobata touche habituellement les personnes âgées de 18 à 30 ans et est plus fréquente chez les hommes.

Il convient également de noter que l'acné Conglobata pourrait rester actif pendant de nombreuses années, restant inactif jusqu'à ce que quelque chose se passe qui cause l'acné à refaire surface. La cause de l'acné conglobata est inconnue pour le moment.

Fulminants d'acné

Ce type d'acné grave est en fait un début abrupt d'acné conglobata qui afflige généralement les jeunes hommes.

Les symptômes de l'acné *nodulocystique* grave, souvent ulcéreuse, sont facilement apparents. Comme dans les cas normaux d'acné congénitale, les lésions couvrent une grande partie des extrémités et de la région faciale, y compris les cicatrices défigurantes qui peuvent éventuellement apparaître.

Cependant, ce qui rend l'acné fulminante unique, c'est qu'elle comprend également des symptômes de fièvre, des douleurs articulaires, en particulier aux genoux et aux hanches, et des degrés variables de perte de poids selon les individus.

Folliculite Gram négatif

La folliculite à Gram négatif est une forme d'acné extrême causée par une inflammation des follicules causée par une infection bactérienne :

Cette condition est caractérisée par des **pustules et des kystes.**

Il a été déterminé dans certains cas que son développement est causé par une complication résultant d'un traitement antibiotique à long terme de l'acné vulgaire.

La raison pour laquelle cette forme d'acné est appelée " gram-négative " est liée au fait que le gramme est un type de bleuissement utilisé pour les tests en laboratoire des organismes microscopiques. Les bactéries qui ne tachent pas le bleu sont appelées " gram-négatives ".

Comme d'autres formes d'acné extrême ou sévère, la folliculite gram-négative est une maladie rare, et nous ne savons pas si elle est plus fréquente chez les hommes ou les femmes, comme cela a été documenté dans les deux.

Soin du visage Pioderma

Ce type d'acné grave ne touche que les femmes, généralement âgées de 20 à 40 ans.

Elle se caractérise par de gros nodules douloureux, des pustules et des plaies qui peuvent laisser des cicatrices.

Avec la formation brusque, la pyodermite faciale peut apparaître sur la peau d'une femme qui n'a jamais eu d'acné auparavant.

Généralement, ce type d'acné extrême est limité au visage, et bien qu'il ne dure pas plus d'un an, il peut causer beaucoup de dommages dans un temps très court.

Le chéloïde est une acné cicatricielle qui peut être présente chez les hommes et les femmes, mais elle est plus fréquente chez les hommes.

Keloid affecte généralement la région du cou. Quand les papules et les pustules gonflées deviennent de plus grands kystes et nodules, la peau devient très huileuse, causant des cicatrices atrophiques et chéloïdes sur le cou, les épaules et le dos supérieur.

D'autres types d'acné incluent :

• Acné rosacée - Plus fréquente chez les personnes âgées et caractérisée par des éruptions rouges au menton, au nez, aux joues et au front.

• Acné Conglobata - C'est une maladie hautement inflammatoire avec comédons, nodules, abcès et canaux sinusaux drainant.

• Acné Fulminans - est une forme grave de maladie de la peau, l'acné, qui peut se produire après un traitement infructueux pour une autre forme d'acné comme l'acné conglobata.

L'acné survient habituellement pendant l'adolescence d'une personne, cependant, les adultes ne sont pas immunisés contre l'acné, et beaucoup d'entre nous qui ne la traitent pas peuvent finir par en souffrir toute notre vie.

Acné disséquée : Les causes de l'acné

Malgré des recherches approfondies sur les causes de l'acné et pourquoi certaines personnes souffrent constamment, tandis que d'autres ne subissent jamais une seule crise d'acné, il n'a jamais été scientifiquement prouvé quant à la cause exacte de l'acné.

Toutefois, il ya des facteurs contributifs souvent associés à ceux qui ont l'acné et ceux qui n'en ont pas, y compris :

La puberté

Les adolescents et les boutons semblent toujours aller de pair, et c'est un moment de notre vie que même ceux d'entre nous qui n'ont jamais souffert d'acné avant (ou après) éprouvé les symptômes des poussées.

En fait, des études ont révélé que plus de 94 % de la population totale âgée de 12 à 24 ans a souffert d'acné à un moment ou à un autre.

La raison pour laquelle l'acné est si fréquente chez les adolescents est basée sur l'hormone, les androgènes, qui commencent à agir à l'approche de la puberté.

Les androgènes peuvent faire grossir les follicules pileux et les pores de la peau et les rendre extrêmement gras, et lorsque l'huile se mélange aux cellules de la peau, elle peut bloquer nos pores, provoquant des poussées temporaires d'acné.

Vos hormones

Les hormones semblent jouer un rôle important dans la cause de l'acné, et ont été constamment liées à la cause de l'acné sévère chez les adolescents et les adultes.

C'est un truc de famille.

Il a été dit que bien que l'acné n'est pas directement héréditaire, si vos parents ont souffert d'acné sévère, vous êtes beaucoup plus enclin à l'acné vous-même. Les scientifiques étudient encore les liens entre les enfants atteints d'acné et leurs parents et il n'existe aucune preuve concrète d'un lien direct pour le moment.

Vos recettes

Selon le type de médicament que vous prenez, certains médicaments d'ordonnance sont connus pour causer une augmentation de l'acné, en particulier les antidépresseurs et les médicaments anti-anxiété, ainsi que des types spécifiques de stéroïdes, de barbituriques et de lithium.

Si vous prenez des médicaments et pensez que cela aggrave votre acné, contactez votre médecin et discutez des options alternatives basées sur la prescription que vous pouvez prendre pour empêcher votre acné de s'aggraver.

N'arrêtez PAS de prendre votre médicament avant d'en avoir parlé à votre médecin de famille.

Notre environnement

Si vous avez été exposé à des produits chimiques sur votre lieu de travail, ou même à la maison avec des nettoyants parfumés, des assainisseurs d'air ou des détergents, vous pouvez constater que

votre acné actuelle peut devenir
temporairement irritée.

   Des études de cas ont également été
faites où des personnes sans antécédents
d'acné ont commencé à souffrir
d'éruptions extrêmes après avoir été
soumises à des nettoyants chimiques
continus, surtout lorsqu'elles sont
nettoyées sans gants.

"Les remèdes naturels contre l'acné

Les remèdes naturels, holistiques ou à la maison peuvent être une manière peu coûteuse de combattre l'acné.

Les remèdes naturels et à base de plantes sont dérivés de la vie des plantes vivantes. Si chacun d'entre vous a pris un supplément vitaminique, vous avez peut-être remarqué le goût juste avant de l'avaler, il a le goût de plantes moulues, de feuilles, etc. Il n'y a pas de produits chimiques en cause.

Les remèdes naturels à base de plantes ne modifient pas l'équilibre hormonal, ne modifient pas les niveaux chimiques dans le cerveau et ne trompent pas l'organisme.

Pourquoi est-ce que c'est comme ça ? Parce que les herbes contiennent certaines propriétés, elles sont destinées à réguler les fonctions de l'organisme pour favoriser la guérison et la santé.

Ils ne sont ni synthétiques ni d'origine humaine, ils viennent simplement de la terre et ils sont là pour nous aider à résoudre les problèmes auxquels nous sommes confrontés. Les suppléments à base de plantes sont une alternative saine aux médicaments sur ordonnance.

Certains des remèdes naturels sont énumérés ci-dessous.

> Les boissons riches en antioxydants et en vitamine C et/ou

E peuvent aider à rafraîchir et à rajeunir la peau.

> Les aliments riches en vitamine E peuvent réduire les cicatrices liées à l'acné.

> *L'huile de théier est un remède maison populaire contre l'acné. C'est une huile essentielle qui est diluée et appliquée localement sur les lésions d'acné. Parce que l'huile d'arbre à thé peut tuer les bactéries, on croit que l'application d'huile topique d'arbre à thé aux lésions d'acné tue les bactéries qui causent l'acné.

En outre, il ya certaines herbes qui peuvent être digérées qui peuvent soulager les problèmes inflammatoires chroniques en particulier liés à la peau, comme l'acné.

Ces herbes comprennent la bardane, les limbes, le trèfle rouge, le figuier, la racine de pica, l'échinacée et le drapeau bleu. Le drapeau bleu, la bardane, la bardane, le dock jaune et l'échinacée constituent une excellente combinaison. Ceux-ci peuvent être mélangés ensemble et infusés avec de l'eau chaude pour faire un thé.

Buvez une tasse de ça trois fois par jour. Tu peux y mettre du miel pour que ça ait meilleur goût.

Lorsque vous faites des recherches sur les options en vente libre, mettez toujours l'accent sur les médicaments ou les onguents contenant **5 % de peroxyde de benzoyle**.

Appliquer ce produit sur les zones à problèmes avant l'heure du coucher, tous les jours.

Le benzoyl aide à soulager les plaies ouvertes et les boutons, en plus de débloquer les points noirs et d'éliminer les bactéries qui habitent les pores de la peau. Vous n'avez besoin que d'une petite quantité, une seule mesure du bout du doigt suffira.

Le peroxyde de benzoyle tue efficacement les bactéries, assèche la peau et favorise la croissance de nouvelles cellules.

Vous pouvez acheter des doses plus faibles sans ordonnance, mais les formes plus fortes nécessiteront une ordonnance.

"Voici quelques-uns de mes remèdes

*maison préférés pour traiter
instantanément l'acné :"*

Compresses chaudes et froides

C'est l'un des remèdes maison les plus populaires et très facile à essayer. Tout ce que vous avez à faire est de mouiller une serviette et de la presser contre la zone de votre corps qui a l'acné, que ce soit votre visage, votre poitrine ou votre dos.

Ceci réduira l'enflure et éliminera instantanément les pores obstrués, ce qui est l'un des principaux responsables de l'acné.

Jus de fruits naturels

Une stratégie simple mais efficace consiste à utiliser des jus de fruits naturels pour soulager la présence de kystes externes et de points noirs douloureux.

Vous utilisez ces jus comme application topique, en remuant un peu de jus de concombre ou d'agrumes avec un peu d'huile d'amande.

Une fois mélangé, appliquer sur toute la zone où l'acné existe et laisser agir 15 minutes. Rincer à l'eau tiède et sécher en tapotant.

L'huile d'amande et d'autres substances naturelles comme elle, sont des remèdes faciles qui aideront à éliminer l'acné si elle est appliquée régulièrement.

Faites-le 2 à 3 fois par semaine.

Vous pouvez également remplacer le jus

de concombre par du jus d'abricot ou du jus de citron, à condition qu'ils soient naturels et ne contiennent ni édulcorants ni sucres.

Fenugreeks Remède foliaire

Au lieu de guérir l'acné, les feuilles de fenugrec aident à prévenir la réapparition de l'acné une fois que vous l'avez sous contrôle. Il suffit de moudre les feuilles dans un petit bol et d'ajouter de l'eau pour former une pâte.

Appliquer ceci sur votre visage, comme un masque, et le laisser dessus toute la nuit. Assurez-vous d'utiliser une taie d'oreiller usagée, car elle peut laisser des taches légères.

Masque au miel

Le miel contient des qualités antibactériennes naturelles et est souvent utilisé comme masque dans les spas et les soins à domicile. Ces masques sont bon marché et peuvent être achetés à votre pharmacie locale.

Appliquer le masque une à deux fois par semaine et profiter des résultats. Il fonctionne exceptionnellement bien !

Traitement au vinaigre blanc

Encore une fois, il s'agit d'un traitement topique qui fait des merveilles. À l'aide d'un coton, tremper dans du vinaigre blanc et appliquer sur la zone infectée en laissant agir pendant 5 à 15 minutes.

Rincer à l'eau froide. Si le vinaigre

semble trop fort, diluer avec 1/3 tasse d'eau et appliquer.

Masque à l'avoine

Il suffit de cuire une petite quantité de gruau d'avoine et de l'appliquer sur votre visage. Laisser prendre ce mélange sur le visage pendant 15 minutes avant de rincer.

L'avoine agit comme un exfoliant naturel qui procure un soulagement immédiat. Essayez d'intégrer cette méthode au moins deux fois par semaine, car elle prend très peu de temps et d'efforts et donnera d'excellents résultats.

Solution de levure

Mélanger 1 cuillère à soupe de levure sèche ou fraîche avec 2 cuillères à soupe de jus de citron ; appliquer sur le visage, attendre qu'il durcisse (essayer de ne pas bouger), peler ou laver à l'eau tiède.

Remède au laurier

Broyer les feuilles de laurier et les blanchir dans de l'eau tiède, refroidir et appliquer sur le visage. Rincer au bout de dix minutes.

Solution de laitue

Saturer les feuilles de laitue propres et rincées dans de l'eau. Rincez votre visage à l'eau.

Cure sachet de thé

Mélanger 2-3 sachets de thé avec un peu de basilic et cuire dans de l'eau bouillante pendant 10-20 minutes. Appliquer ensuite sur l'acné à l'aide d'un coton propre.

Les remèdes maison énumérés ci-dessus sont ceux qui ont été utilisés avec succès au fil des ans.

Personnellement, j'ai trouvé le masque de miel pour faire des merveilles, et la formule de masque d'avoine m'a aidé à garder mon acné sous contrôle sans le besoin de traitements coûteux de tiers.

Traitement de l'acné

Puisque les conditions de peau diffèrent de tant de façons (peau huileuse, normale, sèche ou mixte) il n'y a pas une telle chose comme une cure d'acné d'une taille-taille-adapt-tout.

Récemment, la FDA a approuvé l'utilisation d'un gel appelé Epiduo pour les patients acnéiques de plus de 12 ans.

Epiduo est une combinaison de deux traitements de l'acné qui ont été testés au fil du temps. Le peroxyde de benzoyle à 2,5 % et l'adapalène à 0,1 % dans Epiduo sont vendus de façon générique et sont connus sous le nom de Differin.

Les fabricants d'Epiduo, Galderma, avaient déclaré dans un récent communiqué de presse que le gel Epiduo avait pu combiner les deux pour la première fois et qu'il serait mis sur le marché début 2009.

Plusieurs autres médicaments en vente libre tels que Stri-dex, Clearsil, Clearstick et Oxy Night Watch contiennent un ingrédient clé pour combattre l'acné : l'acide salicylique.

Si l'acné est très sévère et qu'un kyste s'est formé qui rend les autres médicaments immunitaires, alors un rétinoïde puissant appelé isotrétinoïne peut être utilisé par voie orale.

Les antibiotiques oraux ont également été couramment utilisés pour tenir à distance les éruptions d'acné. Les antibiotiques aident à réduire l'inflammation avec des doses initiales élevées, qui sont ensuite progressivement réduites. Mais si l'acné devient résistante à l'antibiotique avec le temps, elle ne peut être contrôlée.

Aux États-Unis, de nombreux antibiotiques à large spectre ont été utilisés pour traiter l'acné.

Une visite chez un dermatologue pour un examen détaillé est le meilleur moyen de savoir quel traitement vous convient le mieux.

Votre dermatologue sera en mesure de déterminer le meilleur traitement pour vous en fonction de votre état d'acné ainsi que votre type de peau personnelle.

Remèdes maison scandaleux (mais efficaces)

Si vous êtes prêt à marcher sur le côté sauvage et risquer les regards étranges et curieux des amis et des membres de la famille qui pourraient vous attraper sur place, voici mes remèdes favoris contre l'acné à domicile ;)

REMARQUE : Tous ces remèdes sont totalement sûrs.

Solution dentifrice

Quand j'ai entendu parler pour la première fois de ce remède maison, je vais être honnête, je pensais que ça n'allait pas marcher. Cependant, n'ayant rien à perdre, j'ai décidé d'essayer et j'étais très heureux.

Non seulement il fonctionne exceptionnellement bien, mais il ne prend que quelques secondes pour le faire.

Tout ce qu'il vous faut, c'est une touche de votre dentifrice préféré.

Appliquez une petite quantité sur vos boutons, plaies et boutons d'acné et laissez sécher toute la nuit. (Assurez-vous d'utiliser une vieille taie d'oreiller).

Vous pouvez également remplacer le dentifrice par du bicarbonate de soude et de l'eau.

Rincer le matin et c'est tout. Faites-le 2 à 3 fois par semaine pendant les poussées douloureuses.

Masque d'aspirine

Les dermatologues ont approuvé l'aspirine comme moyen de développer un masque pour aider à combattre l'acné. Il s'agit d'une méthode sûre et efficace qui a non seulement le potentiel de soulager l'acné, mais qui peut aussi aider à minimiser les cicatrices existantes !

Voici comment créer votre masque à l'aspirine :

Fournitures :

Miel

Aspirine non enrobée (toutes marques)

Neutrogena Crème Anti-Rides Peau Saine

Tonique pour la peau sans alcool

Recette :

-   1) Prenez quatre comprimés d'aspirine et placez-les dans un petit contenant.

2) Vaporisez de l'eau sur l'aspirine. N'utilisez PAS trop d'eau, sinon l'aspirine se dissoudra, saupoudrez simplement quelques gouttes pour la détacher. Avec les doigts, frottez l'eau et l'aspirine ensemble pour bien mélanger et séparer les comprimés.

-   La texture du mélange doit être très granuleuse.

3) Maintenant, ajoutez deux cuillères à café de miel à votre mélange. Mélangez bien la formule pour que l'aspirine, l'eau et le miel se mélangent bien.

4) Appliquez le mélange sur votre visage en vous assurant qu'il ne

pénètre pas dans vos yeux. Une fois que votre visage est complètement couvert avec le masque d'aspirine, laissez-le dessus pendant dix minutes.

-    Ne le touchez pas et ne le frottez pas une fois qu'il est sur votre visage. Au bout de dix minutes, rincez votre formule pour le visage à l'eau froide, qui frotte les billes d'aspirine sur tout le visage (exfoliation de la peau).

5) Ensuite, après avoir lavé votre peau, utilisez le tonique pour sécher votre visage, en le lissant partout. Ceci enlèvera également l'excès de formule et laissera votre visage comme neuf.

6) Enfin, utilisez la crème hydratante que vous avez achetée comme touche finale pour polir

votre visage et remplacer
l'humidité. Votre hydratant devrait
contenir du rétinol, qui raffermit
votre visage et réduit l'apparence
des rides et ridules.

Répéter 2 à 3 fois par semaine.

Ice, Ice Baby

Un autre remède à la maison facile qui a
fonctionné des merveilles chaque fois que
j'ai employé cette méthode pendant des
flambées extrêmes. Tout ce que vous avez
à faire est d'appliquer un bloc de glace
froid et compact (ou un bloc de glace
brisé) sur votre visage chaque soir avant
d'aller au lit.

Une serviette humide fonctionnera
également bien, car elle réduira l'enflure
et aidera à éliminer les pores obstrués qui
causent les poussées.

Lait de magnésie (procédé en trois parties)

Il s'agit d'un excellent nettoyant ménager qui est absolument sécuritaire à utiliser. Appliquer simplement sur la zone infectée et laisser agir 10 à 15 minutes avant de rincer.

Ensuite, dissoudre une cuillère à café de sel d'Epsom (sulfate de magnésium) dans 3/4 d'eau chaude.

Appliquer sur la zone infectée à l'aide d'un chiffon propre (éviter les cotons-tiges car ils peuvent adhérer à la peau et obstruer les pores). Laisser agir 20 minutes avant de rincer à l'eau froide.

Enfin, la troisième partie consiste à créer un toner fait maison. Ajoutez simplement 3 gouttes de benjoin ou d'huile de peroxyde dans une tasse d'eau froide.

Lavez votre visage avec cette solution et rincez.

C'est un remède antibactérien, et il fonctionne très bien, alors essayez-le !

Poudre de bois de santal

Tout ce dont vous avez besoin pour ce remède est une cuillère à café de poudre de bois de santal et une cuillère à café de curcuma.

Mélangez ceci avec une petite quantité de lait blanc (n'importe quelle sorte). Répartissez-le dans les zones infectées et laissez-le agir pendant 15 à 25 minutes. Rincer à l'eau tiède et sécher en tapotant.

Cela peut prendre quelques séances pour commencer, mais donne des résultats incroyables. Encore une fois, vous pouvez le faire autant de fois que vous le voulez en toute sécurité.

La stratégie pétrolière

C'est l'une des méthodes les plus efficaces que j'ai essayé, et c'était une routine régulière pendant les crises d'acné extrêmes et les éruptions.

Tout ce dont vous avez besoin pour cette recette sans acné est une petite bouteille d'huile de ricin, et une petite bouteille d'huile d'olive extra vierge ou d'huile de jojoba, qui fonctionne tout aussi bien. L'huile vierge hydratera votre peau et éliminera également toutes les bactéries qui pourraient être piégées sous la surface de votre peau.

De plus, l'huile vierge fortifie également la peau grâce à ses antioxydants naturels.

Créez un mélange de 1/2 huile d'olive et 1/2 huile de ricin, également mélangées. Vous pouvez expérimenter avec d'autres portions plus tard, mais lorsque vous commencez, il est toujours recommandé de commencer avec un mélange égal à moitié-moitié.

Une fois mélangé, massez doucement toutes les zones affectées du corps (peut être utilisé n'importe où, y compris le visage, le cou, le haut du corps et le dos). Une fois lissé dans toutes les zones infectées, placez une serviette ou un chiffon chaud sur la zone infectée pendant 10 à 15 minutes.

Ce que cela fait, c'est vaporiser naturellement votre visage, permettant à vos pores de respirer et de s'ouvrir, libérant des toxines sous la surface de votre peau.

Laissez la solution dans votre corps avec le compact servant de scellant pendant 10-15 minutes. Massez ensuite les huiles dans votre peau avant de la rincer à l'eau froide (pas chaude, car le froid va resserrer votre peau et resserrer vos pores).

Si vous décidez d'utiliser de l'huile d'olive, assurez-vous d'acheter de l'huile d'olive extra vierge, et non de l'huile d'olive normale, car elle contient moins d'impuretés. Vous pouvez aussi remplacer l'huile d'olive par de l'huile de jojoba, qui fonctionne très bien.

Une vitamine par jour, pour éloigner l'acné

Prendre une multivitamine tous les jours peut aider à contrôler l'acné en s'assurant que votre peau est bien nourrie et que

votre corps ne produit pas une abondance
de sébum (qui est responsable des pores
obstrués).

Un autre conseil utile est d'ajouter du
chrome à votre alimentation, un
supplément axé sur la guérison des
infections cutanées.

Enlèvement de cicatrice d'acné

Si vous avez été laissé avec des cicatrices excessives causées par l'acné, il ya des choses que vous pouvez faire pour minimiser et éliminer les cicatrices.

L'une de ces options s'appelle le resurfaçage au laser, qui est effectué dans un hôpital ou un centre médical par un médecin ou un dermatologue, et est une méthode chirurgicale corrective qui élimine rapidement l'apparence des cicatrices. Avec cette technique, la couche supérieure de la peau est enlevée, révélant une couche propre, fraîche et sans cicatrice.

C'est semblable à la chirurgie oculaire au laser, dans laquelle une mince couche de tissu endommagé est enlevée pour exposer une nouvelle couche intacte, corrigeant instantanément et enlevant toute cicatrice ou dommage.

Le seul inconvénient de cette procédure est son coût. Re-surface peut être très coûteux, mais c'est une méthode sûre pour enlever définitivement les cicatrices causées par l'acné extrême.

Pour les cicatrices d'acné profondes, il existe une procédure appelée greffe de punch. C'est là qu'une bonne peau saine est retirée des autres parties du corps et utilisée pour remplacer la peau cicatrisée par greffe.

Si vous souhaitez en savoir plus sur ces méthodes, contactez votre dermatologue local pour une consultation gratuite.

Le resurfaçage au laser est la seule solution définitive pour éliminer les cicatrices permanentes, mais il existe aussi des remèdes maison qui estompent les cicatrices, mais ne les éliminent pas complètement.

L'un de ces traitements est complété par l'application de vitamine E sur la zone cicatricielle. Vous pouvez acheter de la vitamine E sous forme liquide ou sous forme de gélule que vous pouvez découper et retirer pour frotter vos cicatrices.

Vous pouvez également essayer de frotter régulièrement vos cicatrices avec de l'huile d'olive vierge, ce qui a été dit pour aider à réduire l'apparence des cicatrices.

Traitement de l'acné avec des médicaments

Les médicaments contre l'acné peuvent être topiques ou systémiques.

Les médicaments topiques doivent être appliqués sur la peau où ils sont pris comme médicaments systémiques. Le but principal des médicaments est d'éliminer l'acné des racines en guérissant les facteurs qui mènent à la formation de l'acné.

Ce sont quelques-uns des médicaments utilisés pour traiter l'acné.

Les antibiotiques oraux sont souvent utilisés pour guérir l'acné. Il est habituellement administré aux personnes qui souffrent d'acné de façon constante.

Cependant, les bactéries qui causent l'acné peuvent rapidement devenir imperméables aux antibiotiques et donc refuser de traiter l'acné. Les médecins prescrivent alors habituellement une autre série d'antibiotiques pour aider la cause. Les types d'antibiotiques les plus couramment utilisés sont l'érythromycine et la tertracycline et leurs dérivés.

Cependant, l'érythromycine cause un inconfort dans le tractus gastro-intestinal et la tétracycline et ses dérivés ne conviennent pas aux femmes enceintes et aux enfants de moins de huit ans. Les composants de ces antibiotiques guérissent la pustule ou l'enflure en la séchant intérieurement.

Les rétinoïdes topiques sont un autre ensemble de médicaments utilisés pour traiter l'acné. Ils sont dérivés de la vitamine A et peuvent empêcher la fermeture des pores. Ce faisant, ils ne permettent pas vraiment à l'acné de se former.

Il s'agit notamment de gels ou de crèmes comme l'adapalène, le tazarotène et la trétinoïne. Les rétinoïdes topiques peuvent causer des éruptions cutanées et d'autres irritations. Ils peuvent causer des coups de soleil parce que votre peau deviendra plus vulnérable aux rayons UV en utilisant ce produit.

Vous auriez besoin d'utiliser un écran solaire si ces crèmes sont appliquées. Il est important de contacter votre spécialiste de la peau avant d'opter pour ces médicaments.

Des injections de corticostéroïdes sont données aux patients d'acné seulement quand l'acné a gonflé au point d'éclater. Ainsi le gonflement diminue et l'acné sèche plus rapidement.

Pour l'acné kystique et les cas graves d'acné, l'isoretinoïne est utilisée. Ce n'est que pour les cas extrêmes et pour guérir les problèmes d'acné complexes.

Les contraceptifs oraux sont des médicaments efficaces pour guérir l'acné, mais ils ont aussi leurs limites. Ils ne s'adressent pas aux femmes qui fument, aux femmes de plus de 35 ans ou aux femmes qui souffrent de problèmes liés à la coagulation sanguine.

Les contraceptifs oraux diminuent l'excès de sécrétion des glandes et régulent ainsi les hormones pour contrôler l'acné.

Les antimicrobiens tropicaux sont utilisés pour traiter les problèmes d'acné modérés. Ces médicaments attaquent les colonies bactériennes.

Ces médicaments peuvent être pris individuellement ou en combinaison avec d'autres qui traitent certaines causes de formation d'acné. Ils comprennent l'acide azélaïque, le peroxyde de benzoyle, la clindamycine, l'érythromycine et le sulfatamide de sodium. Là où l'acide azélaïque et la clindamycine diminuent la croissance bactérienne, le peroxyde de benzoyle tue les bactéries pour traiter l'acné.

Un mélange d'érythromycine et de peroxyde de benzoyle est extrêmement efficace dans le traitement de l'acné. Cependant, ces médicaments ont certains effets indésirables.

Traitement de l'acné et de l'équilibre hormonal

Les hormones jouent un rôle très important dans la formation de l'acné. L'hormone mâle, l'androgène, ainsi que l'hormone femelle, l'œstrogène, contribuent à la formation de l'acné.

Ces hormones sont libérées pendant la puberté ainsi que pendant les règles et la grossesse. C'est pourquoi un pourcentage plus élevé de femmes que d'hommes souffrent d'acné.

Un bon équilibre hormonal peut être atteint par plusieurs méthodes. Il s'agit notamment d'habitudes alimentaires saines, de se débarrasser du stress, de boire beaucoup d'eau et de faire de l'exercice régulièrement.

Ces toxines nocives en excès, ainsi que les hormones, doivent être éliminées de votre organisme. Cela se fait habituellement par les reins et le foie.

Cependant, ce que vous devez comprendre, c'est que ces organes ne peuvent pas fonctionner efficacement si vous avez une alimentation malsaine. Vous devez manger un repas équilibré pour que votre corps reçoive tous les nutriments nécessaires et puisse travailler efficacement.

Une trop grande quantité de n'importe quel constituant entraînera éventuellement la perte d'un autre et endommagera le système de votre corps. Cela endommagera votre peau.

Les traitements naturels comprennent l'utilisation d'antioxydants qui équilibrent les hormones et nettoient le sang afin qu'il soit exempt de toxines nocives.

En outre, essayez de boire beaucoup d'eau et de rester loin du café peut garder les éruptions d'acné à distance. Évitez le stress et l'anxiété, faites de l'exercice régulièrement et évitez les aliments gras. Toutes ces mesures tendent à limiter la libération d'hormones en excès et à prévenir la formation de l'acné.

Les corticostéroïdes sont efficaces pour réduire les imperfections. Mais une trop grande quantité de ce type de médicament peut aussi être nocive - c'est pourquoi vous devriez toujours consulter votre médecin avant de décider de le prendre.

La meilleure façon d'équilibrer les hormones est par des processus naturels. Ils garantissent d'excellents résultats et ne présentent aucun risque d'effets secondaires.

Le meilleur régime nutritionnel contre l'acné

Pour ceux qui ont l'acné, c'est une très bonne idée d'avoir un régime qui contient une abondance de fruits et légumes frais. De plus, assurez-vous de boire beaucoup d'eau régulièrement pour garder votre système propre et pour éliminer les toxines de votre système. Huit ou dix verres par jour suffiront.

Une autre bonne idée est de se concentrer sur une alimentation riche en antioxydants et en fibres.

Ce sont des ingrédients diététiques qui garderont votre peau saine et en forme et vous permettront d'avoir bonne mine et de vous sentir bien.

Une autre chose qui est considérée comme très bonne pour combattre l'acné est la protéine. La vitamine A est également considérée par les experts en santé comme une grande arme contre l'acné.

Oregon Grap et échinacée

Ce sont deux herbes qui sont exceptionnelles pour stimuler le système immunitaire de votre corps et aidera également à minimiser les bactéries qui sont connues pour déclencher ou provoquer des poussées d'acné.

Informez-vous sur l'acné

Si vous pensez que l'acné n'affecte que les adolescents, alors détrompez-vous. Attaque couramment les adultes tous les jours. Il peut être accablant de commencer à remarquer des pousses de boutons, boutons ou boutons partout sur votre visage et vous ne savez peut-être pas quoi faire en premier.

Avant de faire quoi que ce soit d'autre, visitez ou appelez votre pharmacien local. Les pharmaciens autorisés connaissent toujours les produits pour la peau et sauront quels produits soulagent l'acné et lesquels ne le font pas. La plupart des pharmaciens sont tout à fait disposés à vous aider. Si vous n'en connaissez pas déjà un, essayez votre WalMart local.

Chez WalMart, jetez un coup d'œil à certains des remèdes naturels disponibles et aux produits qui ont été exposés près de la pharmacie. Beaucoup de produits naturels prétendent guérir complètement votre acné. Toute bonne pharmacie aura également des expositions de divers suppléments qui prétendent aider à soulager l'acné.

Renseignez-vous sur les différentes causes de l'acné et découvrez ce qui cause la dégradation de votre propre peau. La recherche sur l'acné est longue et toujours en cours de sorte que les experts ne sont pas absolument sûrs des causes précises de l'acné. Cependant, il y a certaines causes possibles sur lesquelles tout le monde semble d'accord.

Médicaments

Certains médicaments, comme les stéroïdes, les barbituriques et les anticonvulsivants, sont considérés comme contribuant aux troubles cutanés. Cependant, n'arrêtez pas de prendre des médicaments sur ordonnance avant de consulter votre médecin pour voir s'ils pourraient causer votre acné.

Stress émotionnel

De plus en plus de preuves suggèrent que le stress peut contribuer à l'acné et à d'autres problèmes de peau. Si vous êtes stressé, essayez d'élaborer un programme d'exercices et suivez-le régulièrement. Il a été démontré que l'exercice permet de réduire le stress.

Chocolat

Il n'a pas encore été démontré que le chocolat cause l'acné. Beaucoup de gens insistent sur le fait que manger du chocolat vous fera avoir des boutons, mais aucune recherche n'a montré que cette théorie est vraie.

Cosmétiques

Parce que l'acné est déclenchée par des pores obstrués ou obstrués, nous pouvons supposer que le maquillage et autres produits cosmétiques contenant de l'huile contribuera à l'acné. Même les produits " sûrs " (hypoallergéniques et sans huile) peuvent contribuer à la formation de points noirs ou de boutons car ils couvrent la peau. Tout produit cosmétique appliqué sur la peau a le potentiel d'obstruer les pores et d'interférer avec le traitement de l'acné.

Se frotter souvent le visage

La peau sujette à l'acné doit toujours être maintenue propre, mais seuls des produits doux doivent être utilisés.

pour le laver délicatement. Beaucoup de gens ont l'impression qu'ils devraient frotter la peau avec des savons forts quand ils ont l'acné, mais cela ne fait qu'aggraver et aggraver l'état.

Contamination

Une humidité élevée et d'autres conditions environnementales non naturelles (p. ex. smog, brouillard) peuvent favoriser l'acné ainsi que d'autres troubles. Si la peau est exposée à des conditions humides pendant une période prolongée, un gonflement (qui bloque les pores, contribuant ainsi à l'acné) se produit.

Habitudes alimentaires

Beaucoup de gens remarquent que certains aliments qu'ils mangent aggravent leur acné. Vos habitudes alimentaires peuvent certainement

contribuer aux épidémies et vous devriez
considérer les produits qui causent le plus
de problèmes afin de pouvoir les éviter à
l'avenir.

Les graisses et les produits laitiers sont
les principaux responsables de
l'aggravation de l'acné. Les régimes riches
en zinc devraient être bénéfiques si vous
avez de l'acné. La prise de suppléments
de zinc est une alternative que vous
pourriez envisager pour le soulagement ou
le traitement de l'acné.

Causes et meilleurs traitements pour votre acné

Personne au monde n'est immunisé contre l'acné. Elle touche des gens de tous les milieux et de tous les groupes d'âge. L'acné ne montre pas de traitement préférentiel envers les hommes, les femmes, les riches ou les pauvres. Parce que la peau de chaque personne est différente, ils ont tous différents facteurs contributifs qui causent leur type particulier d'acné.

La partie la plus importante de votre traitement d'acné est de comprendre quel type de peau vous êtes et le traitement d'acné le plus efficace à utiliser sur elle. Si vous avez la peau grasse, vous ne voulez pas utiliser de nettoyants, de crèmes hydratantes ou de cosmétiques qui contiennent du pétrole.

Vous devez acheter des produits qui ne contiennent pas d'huile. D'autre part, si vous avez la peau sèche, vous ne voudrez pas utiliser les produits sans gras parce que votre peau pourrait utiliser un peu plus de gras.

Les peaux grasses et sèches ont besoin d'être hydratées quotidiennement. Ce n'est pas parce que la peau est plus grasse qu'elle n'a pas besoin d'être hydratée. Il y a beaucoup de bons hydratants sans huile disponibles pour l'usage sur la peau huileuse. La peau sèche a ses propres problèmes spécifiques et doit être hydratée avec un produit spécialement conçu pour les peaux sèches.

Les traitements topiques de la peau sont

conçus pour empêcher les pores de s'obstruer tout en éliminant l'excès de saleté et de graisse à la surface de la peau, ainsi que les bactéries responsables de l'acné. Il y a certains médicaments oraux qui empêcheront votre corps de produire autant d'huile. Les crèmes et onguents sur ordonnance aideront à garder les éruptions au sec et même à favoriser le remplacement rapide des cellules dans les régions de la peau infectées par l'acné qui en ont besoin. Il existe d'autres remèdes médicaux et naturels qui aident dans le traitement de l'acné.

Avant que vous compreniez comment développer le bon traitement de soin de peau d'acné pour votre peau, vous devriez essayer de comprendre ce qui cause l'acné en premier lieu.

Causes de l'acné

L'acné a de nombreuses causes et toutes ne sont pas encore entièrement comprises ou corroborées. Certaines des causes les plus courantes sont énumérées ci-dessous :

✓ Les hormones jouent un rôle important dans le développement de l'acné. Le début de l'adolescence apporte de nombreux changements hormonaux à l'organisme, et ces changements provoquent souvent des poussées constantes de boutons, de pustules et même de kystes. L'âge adulte apporte aussi des changements, surtout pour les femmes. Les difficultés prémenstruelles et préménopausiques provoquent des poussées chez un nombre alarmant de femmes. En raison de l'excès d'huile produite pendant l'acné causée par les hormones, les produits qui aident à éliminer et à réduire l'huile sera plus utile pour ce type d'acné.

✓ Le stress est certainement un facteur commun dans le développement de l'acné. Lorsque le corps devient tendu, il libère des produits chimiques et des hormones qui finissent par devenir des toxines et des déchets que le corps doit expulser. Certains de ces déchets sont excrétés par la peau et contribuent à l'acné.

✓ Certaines personnes croient encore que le chocolat, le sucre et d'autres aliments peuvent causer l'acné. La plupart des experts nient que l'alimentation a quelque chose à voir avec le développement de l'acné, mais la question est encore largement débattue et étudiée, de sorte que nous ne pouvons être absolument sûrs que certains aliments ne contribuent pas à l'acné.

✓ Les cosmétiques et les produits de soins de la peau peuvent également contribuer à l'acné si les produits utilisés ne sont pas le bon type de peau. L'utilisation de produits huileux sur une peau grasse peut certainement contribuer aux éruptions cutanées, il est donc important de choisir vos produits de soins personnels avec beaucoup de soin pour décider quel est le meilleur traitement pour l'acné sur votre peau.

D'autres facteurs, comme le mode de vie et l'environnement, peuvent également affecter votre peau. La meilleure chose que vous puissiez faire pour votre peau est d'apprendre à bien l'entretenir, de la maintenir hydratée, de l'hydrater et d'essayer d'éliminer les facteurs qui causent l'acné chez votre peau.

5 lignes directrices simples pour le succès de votre traitement de l'acné de la peau

Les personnes atteintes d'acné le considèrent comme un problème ennuyeux, un problème qui les frustre au point de les rendre désespérés.

Le traitement de peau d'acné prend du temps une fois que l'acné s'est développée, mais la vérité est, si l'acné n'a pas déjà commencé, alors il est assez facile de prévenir son apparition. Si elle a commencé à apparaître, puis après votre traitement d'acné prescrit, il devrait apporter des résultats positifs dans un court laps de temps.

Quelle que soit votre situation, vous

pouvez avoir une peau saine si vous avez à l'esprit quelques directives pour des soins de la peau appropriés.

Gardez votre peau propre

Peut-être la partie la plus importante de votre régime quotidien de soins de la peau est de le garder propre. Il doit être lavé deux fois par jour, matin et soir, avec un nettoyant hypoallergénique doux. De plus, vous devriez nettoyer après toute activité qui vous fait transpirer une quantité anormale, comme une activité physique intense ou de l'exercice.

La chose la plus importante est le type de nettoyant que vous utilisez sur votre peau. Frotter votre peau avec un savon dur et abrasif ne fera qu'aggraver votre acné. Si vous ne connaissez pas de nettoyant adapté à votre type de peau, consultez votre dermatologue pour obtenir des conseils. Une fois que vous avez lavé votre peau (doucement), rincez et séchez en tapotant.

Si vos cheveux sont gras, comme votre peau, il faut les laver tous les jours, car la graisse dans vos cheveux peut facilement atteindre votre visage et causer des problèmes.

Rasage soigneux

Le rasage est un problème qui n'affecte généralement que les hommes. Le choix du type de rasoir (électrique ou de sécurité) dépend de celui qui est le plus facile et le plus confortable à utiliser. Lorsque des lames de rasoir de sûreté sont utilisées, la lame courte devrait être la seule utilisée sur la peau sujette à l'acné. Avant d'appliquer la mousse à raser, la barbe doit être assouplie avec de l'eau et du savon. Raser très soigneusement et doucement pour éviter les imperfections irritantes qui pourraient être présentes.

Ne touchez pas à votre visage.

Manipuler (serrer ou éclater) des bosses sur le visage causera seulement des cicatrices d'acné laides à se propager ou à se former. Gardez vos doigts complètement loin de vos défauts d'acné ou vous courez le risque d'interférer avec votre traitement d'acné.

Cosmétiques

Vérifiez vos produits de maquillage pour vous assurer qu'ils sont hypoallergéniques et sans huile. Si c'est le cas, ou s'ils sont vieux, vous devriez les jeter et acheter de nouveaux produits. Assurez-vous de lire les étiquettes des produits pour vous assurer qu'ils ne contiennent pas d'ingrédients qui pourraient entrer en

conflit avec votre traitement de l'acné.
Jusqu'à ce que votre traitement
progresse, il peut être difficile d'utiliser un
fond de teint ou d'autres produits de
maquillage liquides sur votre peau.

En plus de vérifier votre maquillage,
vous devriez également regarder le
shampooing et le revitalisant que vous
utilisez sur vos cheveux. Si elles
contiennent de l'huile, l'acné peut
commencer à apparaître sur le front.
Assurez-vous que tous les produits
capillaires ne sont pas comédogènes.

Restez à l'abri du soleil

Même si vous pensez que la peau
bronzée améliore l'apparence de vos
imperfections, veillez à ne pas vous
exposer au soleil, surtout pendant la
période de traitement de l'acné. Une
exposition prolongée au soleil vieillira

rapidement votre peau et vous exposera à
un risque de cancer de la peau.

En plus des effets nocifs du soleil sur la
peau, les médicaments contre l'acné que
vous utilisez peuvent réagir négativement
lorsqu'ils sont exposés aux rayons du
soleil, ce qui les rend beaucoup plus
susceptibles de brûler avec le soleil.

5 Faits sur le traitement de l'acné

La seule mention du mot "acné" fait peur à certaines personnes. Ils prévoient devoir passer de longues heures à prendre soin de leur peau en la frottant, en appliquant des crèmes onéreuses et en évitant les aliments qu'ils aiment manger le plus afin d'éviter les boutons qui apparaissent sur leur visage.

La grande nouvelle est que des progrès sont réalisés dans le traitement de l'acné et les experts découvrent de nouvelles façons de prévenir et de traiter cette affection cutanée redoutée. Certaines des histoires des vieilles femmes au sujet de l'acné se sont avérées fausses et de nouvelles informations sur la façon d'obtenir une peau claire et belle est découvert tous les jours.

Consultez ces 5 faits peu connus sur le traitement de l'acné et les soins de la peau :

1) Frotter ou ne pas frotter ?

Bien que les experts aient déjà pensé qu'il était nécessaire de frotter pour obtenir une peau propre et sans boutons, ils savent maintenant que frotter la peau avec des abrasifs forts ne sert qu'à l'irriter et à la blesser. Parce que la peau est délicate, elle peut facilement être endommagée, ce qui la rend incapable d'agir comme un bouclier contre les bactéries nocives. Par conséquent, il faut éviter de frotter la peau avec ou sans abrasifs.

2) Le soleil peut-il embellir ma peau ?

Bien que le soleil soit capable d'arrêter les bactéries dans leurs traces, il endommage également votre peau en la desséchant et en obstruant ses pores. Une exposition prolongée (plus de 15 minutes par jour) au soleil ne vous aidera pas à obtenir une belle peau et devrait être évitée.

3) L'air froid aidera-t-il à débarrasser ma peau de l'acné ?

Le temps extrêmement froid endommage la peau de la même manière que la lumière du soleil en la desséchant et en obstruant les pores. L'air froid devrait être évité parce qu'il interférera avec n'importe quel progrès que vous faites vers le dégagement vers le haut de vos manifestations d'acné. La meilleure température pour maintenir une belle peau claire est entre 70 et 80 degrés F.

4) La natation peut-elle endommager ma peau ?

La natation est un excellent choix, tant pour votre forme physique que pour votre peau sujette à l'acné. Nager dans une piscine intérieure purifiée à l'ozone, avec de l'eau à une température d'environ 75 à 85 degrés Fahrenheit, rafraîchira votre peau irritée, réduira le stress et fournira un grand exercice pour votre corps entier.

5) Comment puis-je éviter le contact avec les bactéries qui causent l'acné ?

La meilleure façon de prévenir l'acné qui cause des bactéries et une peau sans boutons est de garder tout autour de vous aussi propre que possible. Les bactéries se développent sur la literie, les serviettes et les chiffons, vous devriez donc les laver chaque fois que vous les utilisez. Certains produits naturels qui se sont avérés réduire les bactéries sont le vinaigre, les huiles essentielles et l'huile d'arbre à thé, qui peuvent tous être utilisés pour laver le linge et les sous-vêtements.

Suivre ces 5 étapes vous aidera à combattre et à contrôler efficacement votre acné tenace parce que vous apprendrez à changer vos mauvaises habitudes.

Changer vos habitudes malsaines
mènera à un style de vie plus sain qui, à
son tour, conduira à une belle peau claire
et sans acné.

Traitement de l'acné de manière "naturelle

L'acné est un trouble cutané courant qui affecte les glandes sébacées du visage, du dos et du cou. La plupart des gens sont affectés par l'acné à un moment donné de leur vie et souffrent avec les boutons, points noirs, points noirs et kystes qui en résultent.

Les glandes sébacées agissent pour expulser l'excès de graisse de la peau. Invariablement, ils se boucheront de temps en temps et l'accumulation d'huile qui en résulte peut causer de l'acné ainsi que d'autres problèmes de peau. L'acné vulgaire est l'affection la plus fréquente et touche principalement les adolescents.

De nombreux facteurs contribuent à l'acné vulgaire et incluent les déséquilibres nutritionnels, les allergènes, le stress émotionnel, les anomalies hépatiques, l'hérédité, une peau excessivement grasse, certains médicaments et hormones.

Un autre facteur contribuant à l'acné est la surabondance de toxines et de poisons dans le corps. Le corps utilise le foie et les reins pour se débarrasser de ces substances dangereuses. Si le corps contient plus d'impuretés que ces organes ne peuvent traiter efficacement, la peau prend le relais en transpirant les substances.

Tous ces processus qui agissent en même temps modifient la capacité de guérison naturelle de l'organisme et créent diverses affections cutanées, causant la formation de boutons et de points noirs.

Il existe de nombreux produits naturels qui traitent efficacement l'acné. Vous trouverez ci-dessous plusieurs des meilleures méthodes alternatives bien tolérées pour éliminer les effets de l'acné.

Notez, cependant, que certaines de ces méthodes peuvent devoir être répétées pendant 2 à 4 semaines avant que des résultats durables ne soient observés.

> ➢ Appliquez du vinaigre blanc (distillé et dilué si nécessaire) sur les zones de la peau affectées par l'acné. Laisser reposer jusqu'à 10 minutes sur la peau, puis rincer doucement à l'eau froide.

➢ Utilisez l'échinacée tous les jours pour améliorer l'immunité.

➢ Prendre quotidiennement du raisin de l'Oregon pour protéger contre les bactéries responsables de l'acné.

➢ Appliquer le jus de citron aux secteurs du visage affectés par des boutons, des points noirs, et d'autres conditions de peau. Laisser le jus sur le visage jusqu'à 10 minutes, puis rincer à l'eau froide. D'autres jus d'agrumes peuvent être utilisés et dilués s'ils provoquent des démangeaisons. Cette solution fonctionnera comme un exfoliant naturel en frottant les tissus morts de la peau.

➢ Utilisez quotidiennement du pissenlit ou du trèfle rouge pour éliminer les toxines du foie.

➢ Utilisez Natures Sunshine's Ayurvedic Skin Detox pour éliminer les toxines du foie.

➢ L'utilisation de suppléments de vitamine A aidera l'acné sévère. Consultez votre médecin pour déterminer la dose correcte car des quantités trop importantes peuvent être toxiques.

➢ Prenez des suppléments de zinc pour stimuler la réparation des tissus et prévenir les cicatrices cutanées.

➢ Essayez les remèdes homéopathiques alternatifs pour sécher les boutons et guérir les tissus endommagés.

➢ Adoptez une alimentation équilibrée et prenez des suppléments de vitamines et de minéraux pour prévenir les carences nutritionnelles. Garder votre corps en bonne santé favorisera la guérison naturelle de vos tissus.

➢ Buvez beaucoup d'eau tous les jours pour éliminer les toxines et garder le corps hydraté.

Mythes courants sur l'acné

Les gens croient encore aux récits de vieilles femmes sur les causes de l'acné, même si les experts ont réfuté de nombreux mythes. Nous essaierons de révéler la vérité sur certains de ces mythes et de vous rassurer afin que vous puissiez avancer dans votre recherche d'une peau claire, sans acné et belle.

Mythe : Seules les personnes sales ont de l'acné

Fait : L'acné n'est pas causée par une mauvaise hygiène, mais par des changements hormonaux qui se produisent dans le corps. Parfois, les glandes sébacées (responsables de l'hydratation de notre peau) se remplissent de graisse et bloquent les follicules voisins. Cela provoque l'obstruction des pores, qui se transform ment en acné caractérisée par des boutons, des points noirs, des pustules, et même des kystes.

La vérité est que le frottement et le lavage de votre peau uniformément peut rendre votre problème d'acné beaucoup plus grave. Une bonne routine de soins de la peau consiste à laver doucement la peau et à la tamponner pour la sécher (sans frotter).

Mythe : Les personnes atteintes d'acné ne mangent pas les bons aliments.

Réalité : Les experts savent maintenant qu'il n'y a aucun lien entre les aliments que vous mangez et le développement de l'acné.

Les mythes selon lesquels le chocolat et

d'autres aliments gras causent l'acné sont complètement faux. D'autre part, vous devez pratiquer une nutrition adéquate pour que votre santé générale soit excellente.

Mythe : Le stress cause l'acné

Fait : Le stress en soi ne cause pas l'acné, bien qu'il puisse se développer comme un effet secondaire lorsque vous prenez des médicaments sur ordonnance pour vous aider à gérer le stress. Si vous prenez ce type de médicament et remarquez des symptômes d'acné, comme des boutons, des boutons ou des pustules, consultez votre médecin pour déterminer si le médicament pourrait contribuer à votre condition de peau. Une mise en garde : bien que le stress ne cause pas l'acné, il peut aggraver la condition si vous en souffrez déjà.

Mythe : L'acné est purement cosmétique

Fait : L'acné change votre apparence, mais elle peut aussi représenter une menace pour votre santé mentale. De graves problèmes d'acné, souvent caractérisés par des nodules kystiques et des éruptions persistantes, peuvent entraîner une acné sévère, provoquant des cicatrices permanentes.

Cela affecte parfois les gens psychologiquement en modifiant leur image de soi. Beaucoup de gens développent des problèmes d'estime de soi et se sentent frustrés et déprimés.

Mythe : L'acné est incurable

Fait : L'acné peut être complètement éclaircie en utilisant les nombreux produits disponibles et en trouvant le bon traitement spécifique à vos besoins.

Votre dermatologue peut vous aider à trouver la meilleure méthode pour traiter votre acné et sera en mesure de déterminer quel type d'acné vous avez, que ce soit l'acné vulgaire, l'acné cysticus, l'acné nodulaire ou même la rosacée. Il existe des traitements et des médicaments bons et efficaces (y compris Accutane, Retin-A et bien d'autres) pour aider à clarifier même les problèmes les plus persistants. En un rien de temps, il vous révélera la belle peau que vous auriez toujours dû avoir.

Utilisation créative du maquillage pour cacher l'acné

Vous avez finalement franchi cette étape importante en visitant votre dermatologue et en commençant le traitement de l'acné plus tôt cette semaine ! Votre peau deviendra bientôt claire, belle et sans acné.

Félicitations ! Avez-vous dit que vous aviez une réunion importante à laquelle vous deviez assister demain et que vous aviez besoin d'avoir votre peau nettoyée d'ici là ? Eh bien, votre acné peut ne pas disparaître aussi rapidement, mais il ya quelques conseils que vous pouvez utiliser afin de voir votre meilleur à votre réunion.

L'utilisation créative du maquillage vous permettra de cacher temporairement votre acné, mais vous devez suivre quelques règles de base. Gardez à l'esprit que ce n'est qu'un camouflage, pas un remède.

Les éléments de base nécessaires pour votre kit de dissimulation dacné

Vos outils les plus importants pour couvrir l'acné seront correcteur, fond de teint et poudre. Achetez uniquement des produits de marque et de confiance dans des magasins de confiance. Choisissez des produits hypoallergéniques et sans huile qui correspondent à la couleur de votre peau.

Lisez attentivement les étiquettes des produits pour vous assurer que vous n'achetez pas des produits chargés d'huile qui arrêteront le traitement de l'acné qui vient de commencer. Si vous décidez d'essayer une nouvelle marque, essayez-la avant de l'utiliser en frottant un peu en dessous de la ligne de la mâchoire. Si votre peau réagit négativement, elle le fera en une heure.

Avant que le camouflage ne commence

Avant de commencer le processus de couverture de l'acné, lavez doucement votre visage et votre cou avec votre nettoyant habituel, puis séchez-les en tapotant. Utilisez votre nouveau médicament contre l'acné ci-dessous, en l'appliquant selon les instructions. Laisser sécher complètement.

L'événement principal

Vous pouvez maintenant lancer le processus de dissimulation. Appliquez de petites quantités de correcteur directement sur les taches rouges ou foncées du visage et du cou causées par les taches d'acné. Utilisez une éponge de maquillage jetable pour mélanger le correcteur avec votre peau.

N'exagérez pas cette étape car trop de correcteur aura l'air affreux une fois qu'il aura séché. Appliquer très légèrement.

Maintenant, appliquez de petites quantités de maquillage sur la peau, en la mélangeant avec l'éponge. Renouveler l'application sur les zones qui semblent avoir besoin d'un peu plus de couverture mais, encore une fois, n'en faites pas trop, car trop de maquillage attirera l'attention sur votre peau avec des cicatrices d'acné.

La dernière étape consiste à appliquer une très légère couche de poudre à l'aide d'un pinceau doux. Utilisez toujours de la poudre sans huile avec la brosse la plus douce que vous pouvez trouver pour éviter d'irriter votre peau avec des problèmes d'acné. La poudre absorbera l'éclat laissé par le maquillage et donnera aussi à votre visage cet aspect " fini ".

Assurez-vous de vous débarrasser des éponges de maquillage que vous avez utilisées pendant le camouflage. Celles-ci retiennent l'huile de votre visage et devraient être jetées pour éviter de transférer la même huile sur votre visage demain.

Avant d'aller dormir

Lavez-vous toujours le visage avant d'aller au lit tous les soirs. Votre peau a besoin de ce temps pour respirer et votre acné n'a pas besoin d'une couche de maquillage, car des imperfections supplémentaires peuvent apparaître. Réappliquer le traitement de l'acné (comme indiqué).

Réparation des cicatrices d'acné

L'acné, un trouble cutané courant que les gens dépensent des millions de dollars pour tenter de guérir, touche habituellement 80 % de nos jeunes et 5 % de notre population adulte. Les jeunes, qui sont les plus touchés, passent des heures à souffrir des effets dévastateurs de l'acné sur leur peau.

Dès leur plus jeune âge, ils sont harcelés par des problèmes sociaux et des problèmes de popularité. Les cicatrices laissées par vos batailles d'acné sont préjudiciables à votre ego et à votre estime de soi. Des milliards de dollars ont été dépensés pour la recherche sur l'acné, les cicatrices d'acné et les solutions aux cicatrices.

Il existe trois classifications de cicatrices d'acné, Icepick, Boxcar et Rolling. La durée des cicatrices les divise également en deux autres groupes, l'un précoce et l'autre permanent.

Les médicaments topiques fonctionnent bien dans les cicatrices précoces, mais une intervention chirurgicale est souvent nécessaire pour une cicatrisation permanente. Des combinaisons de traitements sont parfois utilisées pour les deux types, selon leur gravité. En plus des médicaments topiques disponibles, des procédures de rajeunissement de la peau et des procédures chirurgicales sont également utilisées pour les cicatrices plus graves.

Les procédures chirurgicales sont des options de traitement coûteuses et il ya des avantages et des inconvénients de ce type de solution pour les cicatrices d'acné.

Avant de recourir à la chirurgie, les médecins évalueront l'âge, le sexe, les antécédents médicaux, le type de peau et le type de cicatrice du patient, entre autres choses.

Parfois, du collagène ou d'autres injections peuvent être utilisées pour élever la cicatrice au niveau de la peau. Ces injections sont appelées fillers dermiques.

L'excision par poinçonnage est fréquemment utilisée par les dermatologues pour le traitement des cicatrices de bâtonnets de glace ou de wagons de marchandises. Cette procédure consiste à couper la peau avec un outil spécial et à coudre les bords de la peau ensemble. Cela forme une nouvelle cicatrice qui guérit avec une peau plus claire. Il existe également une variante de cette procédure, appelée "excision par ponction avec remplacement de greffe de peau".

Elle est très similaire à la procédure originale, à l'exception de la peau qui est cousue. Au lieu de cela, il est greffé sur la peau pour réparer la cicatrice.

L'incision sous-cutanée est encore une autre intervention, mais elle est surtout utilisée pour les cicatrices de roulement. Dans cette procédure, une aiguille est insérée dans la peau et le tissu cicatriciel est coupé. La peau est beaucoup meurtrie pendant cette procédure, mais disparaît au bout d'une semaine environ.

Le resurfaçage au laser brûle la couche supérieure de la peau, la ramenant au niveau d'origine.

Quand vous regardez toutes ces procédures utilisées pour traiter les cicatrices, il est évident qu'il vaut mieux prévenir que guérir.

Pour prévenir les cicatrices, essayez d'éviter le soleil, utilisez les acides alpha-hydroxy, faites de l'exercice régulièrement et conservez de bonnes habitudes alimentaires. Vous pourriez économiser beaucoup de dépenses inutiles et d'humiliation.

Traitement des cicatrices d'acné - Peut-on éliminer les cicatrices d'acné ?

Les cicatrices indiquent que le corps s'est réparé d'une façon ou d'une autre, que ce soit à la suite d'une blessure ou d'une infection. Une fois ces événements survenus, les globules blancs de l'organisme s'accumulent sur le site pour combattre d'autres infections et réparer les dommages qui se sont produits.

Une fois ce processus terminé, des cicatrices se forment souvent. Ce processus peut être comparé à une couture cousue sur un morceau de tissu déchiré. La peau (ou la couture) ne sera jamais aussi lisse qu'avant le dommage.

Il existe différents types de cicatrices

d'acné et différents degrés de chaque type. Certaines personnes peuvent développer de pires cicatrices que d'autres, selon leurs tendances individuelles.

Types de cicatrices d'acné

Il existe deux types différents de cicatrices d'acné. Le premier type, la dépression cicatricielle, est causé par la perte de tissu et le second type, les chéloïdes, est causé par la formation de tissu.

1) Cicatrices de dépression

Ce type de cicatrice est causé par le derme qui est attaqué par les toxines qui s'échappent de la peau. Une fois qu'un kyste se brise, il expulse le pus, l'huile, les bactéries et autres poisons dans les zones environnantes.

Les globules blancs se précipitent vers le site de l'infection pour réparer la peau, ce qui entraîne la perte de collagène précieux et des récessions ou des dépressions cutanées. La peau au-dessus de la lésion développera des cicatrices, communément appelées cicatrices de pic à glace. D'autres types de cicatrices sont douces, masculaires et fibreuses.

2) Les chéloïdes

Ce type de cicatrisation est le résultat des fibroblastes que l'organisme déclenche pendant le processus de réparation. Une fois que le collagène commence à diminuer, les fibroblastes produisent un excès de collagène, ce qui produit des tissus appelés chéloïdes. Ils se forment habituellement dans le corps masculin et sont parfois appelés cicatrices hypertrophiques.

Traitement des cicatrices d'acné

Consultez votre dermatologue pour connaître le meilleur traitement pour vos cicatrices individuelles. Soyez prêt à parler de vos sentiments au sujet des cicatrices, du coût du traitement et de ce que vous voulez que le résultat final du traitement soit. Votre médecin devra vous consulter au sujet de la gravité et de l'emplacement des cicatrices, ainsi que du type de traitement disponible.

Les traitements de cicatrices couramment demandés comprennent le laser, le collagène et la dermabrasion. La chirurgie de la peau et/ou la greffe sont également des considérations si les cicatrices sont profondes. Les chéloïdes sont parfois laissés seuls si le médecin croit que le traitement entraînera la formation d'autres chéloïdes.

Dans ce cas, les chéloïdes peuvent parfois être efficacement corrigés par des injections de stéroïdes.

Vitamines, minéraux et autres suppléments qui éliminent l'acné

Beaucoup de suppléments existent qui aideront à accélérer le succès de votre traitement de l'acné. Il est bien connu que la prise de certaines vitamines, minéraux ou autres types de suppléments aidera à éliminer les troubles cutanés. Nous énumérons quelques-uns des plus efficaces à utiliser pour combattre l'acné.

Vitamines

- 50 000 UI de vitamine A hydrosoluble doivent être prises juste avant le repas. Ne prenez pas plus que cette quantité avant d'obtenir l'approbation de votre médecin, car trop de vitamine A peut être toxique. Si vous commencez à ressentir des symptômes indésirables avec cette dose, réduisez-la à 25 000 UI.

- 500-1000 mg de vitamine B5, ou acide pantothénique, doivent être pris quotidiennement.

- 25-150 mg de vitamine B6 doivent être pris quotidiennement (la vitamine B6 doit être une des vitamines d'une vitamine du complexe B).

- 1000 mg de vitamine C tamponnée doivent être pris trois fois par jour.

- 400 UI de vitamine E doivent être prises deux fois par jour et avant les repas.

Minéraux

- Un comprimé de Calcium Hydroxyapatite Complex doit être pris 3 fois par jour après chaque repas.

- 200-500 microgrammes de Chrome par jour.

- 25-60 mg de Gluconate de zinc doivent être pris une fois par jour. Ne dépassez jamais 100 mg à moins d'avoir obtenu l'approbation de votre médecin. Le zinc est de loin le minéral le plus important à prendre dans votre quête pour la liberté d'acné, car il réduit la DHT, l'hormone sexuelle masculine qui peut causer l'acné s'il y en a une quantité excessive dans le corps.

Éléments d'oxygène Plus

Oxygen Elements Plus est un nutriment

qui, s'il est utilisé correctement, ajoutera 10 à 20 % plus d'oxygène à votre sang. En plus de l'oxygène bénéfique, ce produit contient également d'autres minéraux et nutriments utiles.

L'acide, les déchets et les agents pathogènes servent à consommer une grande partie de l'oxygène que vous recevez. La quantité restante est la quantité que votre corps devrait utiliser pour le reste de vos besoins. Parce que vous avez besoin de plus d'oxygène que ce qui est disponible, Oxygen Elements Plus est un excellent produit pour vous aider à l'obtenir. Votre peau a besoin d'oxygène pour rester propre et sans bactéries. Plus d'oxygène peut donner une peau claire et sans acné.

Autres suppléments spéciaux

Il existe six suppléments spéciaux, en plus de Oxygen Elements Plus, qui peuvent éliminer l'acné, ainsi que d'améliorer votre niveau de santé et d'immunité aux infections.

- Electrolytes minéraux
- Enzymes digestives
- Lécithine
- Chlorophylle
- Enzymes systémiques
- Huile de lin

Ces suppléments doivent être utilisés conformément aux instructions figurant sur leurs étiquettes individuelles.

Il est important d'arrêter d'utiliser l'un des suppléments mentionnés ici (en particulier ceux à fortes doses) une fois que votre acné est sous contrôle.

Une fois que les choses sont revenues à la normale, vous devriez continuer tous les programmes supplémentaires que vous utilisiez à l'origine. L'utilisation prolongée de suppléments à forte dose peut parfois causer un déséquilibre chimique dans votre corps et peut être nocif pour votre santé.

Conclusion

Afin de contrôler et d'éliminer l'acné de façon constante, il est nécessaire de développer un système qui comprend une bonne alimentation, ainsi que de suivre un régime qui incorpore des éléments pour combattre l'acné dans votre vie quotidienne.

Ne déviez pas de ce système jusqu'à ce que votre acné soit bien sous contrôle. Il faut du temps et des efforts pour combattre l'acné, mais si vous suivez les stratégies présentées dans ce guide, vous serez en bonne voie pour éliminer définitivement l'acné de votre vie.

Vous méritez de paraître et de vous sentir à votre meilleur. En étudiant vos options, en consultant un spécialiste des soins de la peau et en apportant de petits changements à votre alimentation et à votre environnement, vous pouvez contrôler l'acné une fois pour toutes.

Maintenant oui, je vous souhaite le meilleur dans vos résultats, et rappelez-vous que tout est pratique ; la théorie sans l'action ne vous est d'aucune utilité. Il apporte tout ce que vous apprenez dans la vie réelle.

Un gros câlin, ton amie Jessy !